AF585841

HOMMAGE DE L'AUTEUR

XIe CONGRÈS INTERNATIONAL DE MÉDECINE DE ROME

(Avril 1894)

COMMUNICATIONS

SUR

LA VALEUR THÉRAPEUTIQUE

DU

MASSAGE VIBRATOIRE

DANS LES AFFECTIONS DU NEZ, DE LA GORGE, DES OREILLES ET DU LARYNX

DISCUSSION

PAR

Le Dr **Paul GARNAULT** (de Paris)

DOCTEUR EN MÉDECINE, DOCTEUR ÈS SCIENCES NATURELLES (de la Sorbonne)
PROFESSEUR LIBRE D'OTOLOGIE ET DE LARYNGOLOGIE,
ANCIEN CHEF DES TRAVAUX D'HISTOLOGIE ET D'ANATOMIE COMPARÉES
A LA FACULTE DES SCIENCES DE BORDEAUX

PARIS

G. MASSON

LIBRAIRE DE L'ACADÉMIE DE MÉDECINE

120, Boulevard Saint-Germain, 120

1894

XIe CONGRÈS INTERNATIONAL DE MÉDECINE DE ROME (Avril 1894)

COMMUNICATIONS

SUR

LA VALEUR THÉRAPEUTIQUE

DU

MASSAGE VIBRATOIRE

dans les Affections du Nez, de la Gorge, des Oreilles et du Larynx

DISCUSSION

Dr GARNAULT (Paris)

Messieurs,

Dans mon livre (1) paru il y a quelques mois à peine, et qui résume les observations recueillies pendant une pratique de plus de deux années, j'ai traité d'une façon complète la question du massage vibratoire des muqueuses, à tous les points de vue. Je veux ici discuter les objections faites à cette méthode, et exposer ses indications.

On a dit que l'application du massage vibratoire était trop difficile, parce que sa technique ne pouvait être apprise par tout le monde et que la longueur du traitement, l'assiduité qu'il exigeait des malades, l'empêchait d'être pratique. La question dominante est de savoir si le massage vibratoire est une méthode supérieure à celles qui ont été déjà employées ; s'il en est ainsi, rien ne doit empêcher de l'appliquer, ou tout au moins de la proposer aux malades, et tout spécialiste doit se mettre en mesure d'en apprendre la technique. Je crois que tout le monde peut arriver à faire une application, sinon brillante, au moins convenable du massage vibratoire, à condition de s'exercer longuement devant l'appareil enregistreur de Marey et d'entretenir la dextérité de la main par un exercice constant.

(1) Le Massage vibratoire et électrique des muqueuses, sa technique, ses résultats dans le traitement des maladies du nez, de la gorge, des oreilles et du larynx. *Paris, Société d'éditions scientifiques, 4, rue Antoine-Dubois, 1894.*

Gaiffe (de Paris) m'a construit un vibrateur mû par l'électricité, qui consiste en une machine de Gramme sur l'axe de laquelle est enfilée excentriquement une lame de platine ; le tout est renfermé dans un manche en bois que l'on peut tenir à la main, et auquel sont fixées les sondes. Je vais vous faire la démonstration de cet instrument. Sa supériorité sur tous ceux qui ont été déjà construits, consiste en ce que, contrairement à ce qui se passe pour tous les trembleurs, ses vibrations ne sont pas des chocs, mais des ondes, et qu'il exécute simultanément des vibrations longitudinales et transversales, dont on peut facilement graduer l'intensité. Cet instrument, dont les vibrations sont très nombreuses et très régulières, doit être préféré à la main dans certains cas (massage des trompes, coryza aigu, névroses réflexes d'origine nasale); mais dans l'ozène, la pharyngite granuleuse ou diffuse, il ne saurait remplacer efficacement la main. Cependant, les débutants qui risquent de faire plus de mal que de bien à leurs malades, pourront pendant quelque temps l'employer dans tous les cas.

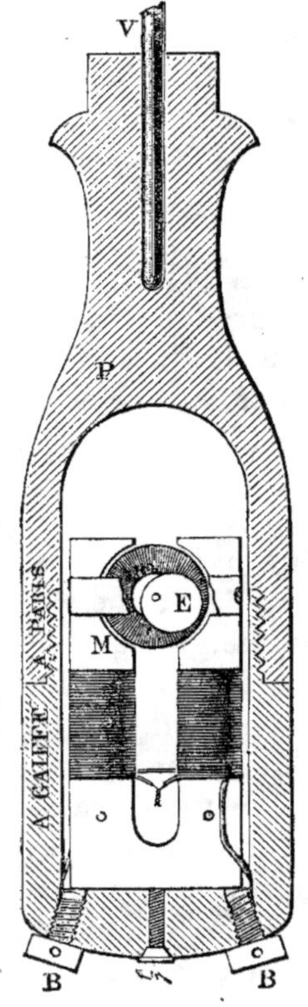

Coupe du Vibrateur (1)

Le même procédé, a-t-on dit, ne saurait amener le retour de la vitalité dans les muqueuses atrophiées et, au contraire, la diminution du gonflement et de l'inflammation dans les mêmes organes. Le massage ordinaire de la peau et surtout le massage vibratoire externe peuvent, cela est connu et démontré depuis longtemps, amener, suivant les cas, l'un ou l'autre de ces résultats ; et sans avoir besoin de recourir à une argumentation théorique assez facile à concevoir, pour expliquer cette apparente contradiction, l'analogie permettrait de conclure que ce qui est vrai pour la peau doit l'être, *a fortiori*, pour les muqueuses. L'observation clinique a d'ailleurs surabondamment démontré que le massage vibratoire, appliqué d'une façon un peu

(1) Ce vibrateur, déjà décrit dans mon livre, est construit sur le même principe que l'instrument Larat, Gautier, Gaiffe.

différente, suivant les cas, est aussi efficace contre les processus atrophiques ou hypertrophiques des muqueuses des voies respiratoires supérieures.

On a dit que d'autres méthodes, telles que le pinceautage ou la cautérisation, pouvaient amener le même résultat. Cette opinion, soutenue par M. Chiari, est surtout fondée sur ce fait que le massage vibratoire ne lui a pas donné des résultats supérieurs à ceux qu'il a pu obtenir par ces procédés. Chiari est le seul parmi les nombreux auteurs ayant appliqué le massage vibratoire, qui soit de cette opinion. Dans les sciences expérimentales, les faits négatifs n'ont aucune valeur contre les faits positifs de même ordre, bien observés, et l'on doit évidemment expliquer par une technique insuffisante les insuccès relatifs de Chiari.

L'insuccès du massage vibratoire, dans les cas où il est véritablement indiqué, doit toujours être attribué à l'insuffisance de la technique de l'opérateur ou au manque de méthode dans l'application.

On a dit encore: les excellents résultats que l'on obtient par le massage vibratoire sont uniquement dus aux médicaments, que ces médicaments soient appliqués avec le massage ou le simple pinceautage. Ces deux méthodes sont loin cependant d'avoir la même valeur. Le pinceautage, Chiari le reconnaît, n'est efficace qu'à condition d'être vigoureusement appliqué. Ne pouvons-nous objecter que les résultats obtenus par le pinceautage sont dus, justement, au massage grossier et imparfait que l'on exécute sur les muqueuses avec l'armature du pinceau ?

Bien des auteurs ont déjà observé qu'un vigoureux badigeonnage donnait les mêmes bons résultats, quels que fussent les médicaments employés ; ils en avaient déjà conclu, avant qu'il ne fût question du massage, que l'action mécanique avait une importance prédominante. Je crois à l'efficacité des médicaments ; je les ai toujours employés en même temps que le massage (1) et je crois que le massage vibratoire permet, mieux que le simple pinceautage, d'en faire une bonne et utile application. Mais je crois à l'action propre du massage vibratoire pour les raisons suivantes : 1° quoique appliquant le massage en même temps que les médi-

(1) Je reconnais si bien l'efficacité des adjuvants du massage, que, non seulement je me sers de médicaments, mais que même, dans certains cas, dans l'ozène, par exemple, je tiens essentiellement à ce que la cure du massage soit complétée par une cure saline qui, actuellement, peut être faite dans les meilleures conditions aux thermes salins de Biarritz.

caments, j'ai pu me convaincre, par l'observation clinique faite parfois sur les mêmes malades, traités antérieurement par le pinceautage, que le massage donnait des résultats très supérieurs; 2° Freudenthal (1) a appliqué le massage vibratoire pendant trois ans, sans l'aide d'aucun médicament, cela sur un très grand nombre de malades, et il a obtenu de très remarquables résultats; 3° Les succès obtenus par le Dr Kellgren (2) sur la peau, nous donnent le droit absolu de conclure, logiquement, que les mêmes effets doivent être également obtenus sur les muqueuses, bien mieux disposées par leur structure pour bénéficier des actions mécaniques qui s'exercent à leur surface.

Dans un certain nombre de cas, j'ai trouvé un avantage très sérieux à combiner l'action de l'électricité au massage vibratoire.

Je ne dirai qu'un mot de la cautérisation : elle a ses indications, à la vérité assez rares, mais il en a été fait, surtout dans ces dernières années, un véritable abus ; et, dans tous les cas où le massage est indiqué, non seulement elle ne rend pas de services, mais, trop souvent, elle aggrave l'état des patients.

INDICATIONS DU MASSAGE VIBRATOIRE

Nez. — Les affections du nez qui peuvent être ou complètement guéries ou très améliorées par le massage vibratoire sont : l'ozène ou punaisie et ses manifestations, odeur et croûtes ; le coryza aigu et surtout les différentes formes de coryza chronique, hypertrophique ou purulent ; les névralgies et l'asthme d'origine nasale.

Pharynx. — Contre les pharyngites sèches et surtout les pharyngites granuleuses et diffuses, même contre les pharyngites aiguës, les paresthésies pharyngées, le massage vibratoire agit plus efficacement que toutes les autres méthodes.

Larynx. — Le massage vibratoire est indiqué dans les laryngites aiguës, les laryngites chroniques, les paralysies du larynx. Combiné au massage vibratoire externe et à l'électricité, il agit avec une grande énergie contre toutes les affections hypokynétiques du larynx. Il rend rapidement aux cordes vocales leur force et leur souplesse.

---

(1) Freudenthal. Internal massage in diseases of the nose and of the throat. (*New-York Medical Record, 22 juillet 1893.*)

(2) Voir page 8.

Oreilles. — Le massage vibratoire de la gorge et du nez agit avec une grande énergie contre les affections de ces organes et leur retentissement sur les oreilles ; les massages vibratoires interne de la trompe et externe du conduit, ont un effet rapide et sûr contre les *affections catarrhales* de la caisse et leurs symptômes, surdité et bourdonnements.

Dr Michael BRAUN (Trieste)

Messieurs,

Le massage vibratoire (1) est une méthode qui présente sur toutes celles actuellement employées contre les affections des oreilles, de la gorge et du nez, de nombreux avantages : il permet de limiter et de localiser le traitement sur les parties malades ; la facilité et la rapidité avec laquelle une main exercée peut introduire la sonde sur tous les points de la muqueuse des voies respiratoires supérieures et la retirer ensuite, donne aux malades la possibilité de supporter facilement le traitement ; l'application méthodique et correcte du massage vibratoire améliore graduellement l'activité physiologique des muqueuses dans tous leurs éléments : épithélium, tissu conjonctif, vaisseaux, nerfs et musculature ; le massage vibratoire diminue la sensibilité et confère aux muqueuses une plus grande résistance contre les agents nocifs.

J'ai obtenu la complète guérison de soixante-deux cas d'ozène ; il ne m'a jamais fallu pour cela plus de deux cent cinquante séances et souvent beaucoup moins, et jamais il ne s'est produit de rechutes. Mme Fragiacomo, par exemple, dont j'ai signalé la guérison, il y a trois ans, au congrès de Berlin, observée depuis cinq ans, n'a pas présenté de récidives.

J'ai guéri par centaines les catarrhes chroniques de la gorge et du nez, trente-cinq cas de glossodynie, un cas de fièvre des foins, quarante-deux cas d'asthme nasal, soixante-dix-huit cas de névralgie du trijumeau. Pour cette dernière affection, je n'emploie le massage que si j'obtiens dans une première application faite au cours d'une crise, une sérieuse amélioration des symptômes. J'ai

---

(1) Dans la première partie de sa communication, le Dr Braun résume brièvement la technique du massage vibratoire que l'on trouvera exposée avec les plus grands détails dans mon livre déjà cité. — Dr G.

guéri en quatre séances une prosopalgie typique de la face, rebelle à tous les traitements. Dans cent trois cas d'affections catarrhales de la trompe d'Eustache, j'ai constaté la diminution ou la guérison des bourdonnements. Je signalerai encore un cas d'œdème aigu de la glotte, dans lequel la trachéotomie était tout à fait urgente ; j'ai pu, par le massage vibratoire, éviter d'abord l'opération et déterminer ensuite une guérison rapide et complète de tous les symptômes.

La technique du massage vibratoire est très difficile, elle exige une extrême patience, un coup d'œil précis et une habileté innée et acquise, une disposition naturelle et une grande constance. Il faut, au début, avoir la confiance qui permettra de vaincre la fatigue et d'attendre avec patience les résultats.

Je crois, Messieurs, devoir vous recommander chaleureusement cette méthode et vous mettre en garde contre les critiques inspirées par des insuccès dus uniquement au manque de méthode ou de patience.

Dr LAKER (Docent a l'Université de Graz)

Dans cette communication, le Dr Laker exprime l'opinion que le massage vibratoire représente un progrès très considérable dans la thérapeutique des affections des voies respiratoires supérieures. Il passe en revue les diverses affections dans lesquelles il a obtenu, soit la guérison, soit une très grande amélioration ; cela, dans beaucoup de cas où les méthodes ordinaires avaient été appliquées sans succès.

Les observations de Laker concordent entièrement avec celles de Braun et de Garnault ; on y remarquera surtout les résultats qu'il a obtenus dans les localisations aiguës du naso-pharynx qui accompagnent les fièvres infectieuses, variole, rougeole, scarlatine. Il a pu, dans de nombreux cas, arrêter par le massage vibratoire les inflammations de l'oreille moyenne consécutives à ces affections.

DISCUSSION

Prof. MASSUCCI *(Naples)* confirme d'une façon générale les résultats obtenus par GARNAULT, BRAUN et LAKER ; il insiste surtout sur les succès que lui a donné le massage vibratoire interne dans le traitement des affections laryngées, notamment des paralysies et des parésies du larynx.

Prof. *Moritz* SCHMIDT *(Francfort-sur-le-Mein)* répète ce qu'il a écrit dans son « Traité des maladies des voies respiratoires supérieures », paru cette année même, que le massage est une excellente méthode, très rationnelle et très logique, bien supérieure au badigeonnage ; qu'il l'a appliquée depuis plusieurs années avec grand succès, notamment dans l'ozène, où il a même vu, à la suite du traitement, les muqueuses atrophiées revenir, en partie du moins, à leur volume primitif.

Prof. CHIARI (*Vienne*) ne conteste en aucune façon la sincérité des auteurs qui ont appliqué le massage vibratoire et les résultats qu'ils en ont obtenus; mais il croit que ces bons résultats sont dus surtout à l'application des médicaments, et il ne croit pas que le massage vibratoire ait une action thérapeutique par lui-même, car dans les cas où il l'a appliqué, il n'a pas obtenu, avec cette méthode, des résultats très supérieurs à ceux que lui aurait donnés le pinceautage bien exécuté.

Dr GARNAULT (*Paris*) croit avoir répondu par avance, dans sa communication, aux objections que vient de faire M. CHIARI, qui sont d'ailleurs exactement les mêmes que celles qu'il a développées dans ses articles de la « *Wiener Medizinische Wochenschrift* ». M. GARNAULT résume ainsi son argumentation : 1° tous ceux qui ont appliqué le massage vibratoire avec méthode et persévérance, sauf M. CHIARI, ont constaté qu'il donnait des résultats supérieurs aux autres méthodes; 2° FREUDENTHAL l'a appliqué longtemps sans y adjoindre aucun médicament, et en a cependant obtenu d'excellents résultats; 3° la logique et l'analogie nous obligent à admettre que l'action du massage vibratoire, si efficace et si certaine sur la peau, ne peut être négligeable sur les muqueuses, où elle s'exerce bien plus efficacement; 4° les résultats négatifs, d'ailleurs très peu nombreux obtenus par M. CHIARI, ne prouvent rien contre les résultats positifs obtenus déjà par de très nombreux observateurs, parmi lesquels nous comptons des hommes tels que les professeurs SCHMIDT et LUCÆ ; la critique minutieuse des observations de CHIARI montre, à l'évidence, que ses insuccès partiels sont dus à un défaut de technique et de persévérance.

SUPPLÉMENT

LE MASSAGE VIBRATOIRE EXTERNE

A ce même congrès de Rome, mon très distingué confrère et ami, le Dr *Arvid* KELLGREN (de *Londres* et de *Baden*) exposait la méthode du massage vibratoire externe de la peau, dont il est le père, et qui a été le point de départ de la méthode analogue appliquée actuellement sur les muqueuses. Ses résultats, ses démonstrations, ont excité parmi les masseurs et les chirurgiens le même intérêt que le massage vibratoire interne parmi les laryngologistes, et ont convaincu tous les observateurs impartiaux, de la grande supériorité du massage vibratoire de la peau.

On peut dire actuellement, après cette épreuve décisive du congrès de Rome, que ces deux méthodes, du massage vibratoire externe de la peau et du massage vibratoire interne des muqueuses, ont triomphé définitivement de l'inertie et du parti pris. Leur efficacité est si évidente que tous les spécialistes, même leurs adversaires d'hier, en feront bientôt l'application, pour le plus grand profit de leurs malades.

Paris, 15 avril 1894.

Dr GARNAULT.

Tours, Imprimerie PAUL BOUSREZ

OUVRAGES DU Dr GARNAULT

LA VOIX, LE CHANT ET LA PAROLE, *guide pratique de l'orateur et du chanteur,* par Lennox Browne et Behnke, traduit de l'anglais sur la 14e édition. — 1893. Société d'éditions scientifiques, Paris, 4, rue Antoine Dubois . . . . 8 fr.

LE MASSAGE VIBRATOIRE ET ÉLECTRIQUE DES MUQUEUSES, SA TECHNIQUE, SES RÉSULTATS DANS LE TRAITEMENT DES MALADIES DU NEZ, DE LA GORGE, DES OREILLES ET DU LARYNX. — 1894. Société d'éditions scientifiques, Paris . . . . 4 fr.

SOUS PRESSE

TRAITÉ DES MALADIES DE L'OREILLE.
Doin, Place de l'Odéon, Paris.

ANATOMIE NORMALE ET PATHOLOGIQUE DES FOSSES NASALES ET DE LEURS ANNEXES PNEUMATIQUES, de Zuckerkandl, traduit de l'allemand en collaboration avec le Dr Lichtwitz. — Masson, 120, Boulevard St-Germain, Paris..

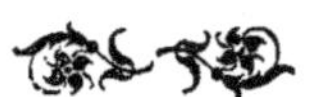

Tours. — Imp. PAUL BOUSREZ.

www.ingramcontent.com/pod-product-compliance
Lightning Source LLC
LaVergne TN
LVHW012025170826
845678LV00004BA/1640

* 9 7 8 2 3 2 9 6 1 8 9 4 4 *